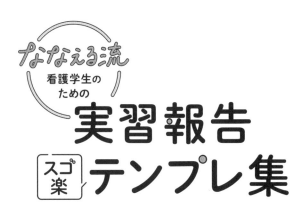

ななえる流
看護学生の
ための
実習報告
スゴ楽 テンプレ集

著 ななえる（看護師）

監修 永野 光子（順天堂大学医療看護学部・先任准教授）

✕ メヂカルフレンド社

はじめに

本書をお手に取っていただき、ありがとうございます。
この書籍では、看護学生として必要な報告スキルについて、
基礎から応用まで幅広く解説していきます。

報告は、看護師の業務において欠かせないスキルです。
学生時代の実習から、実際の現場での日々のケア、
そして時には緊迫した状況下での対応に至るまで、
報告は非常に重要な役割を果たします。

報告スキルを身につけることで、以下のようなメリットがあります。

> **①** 患者さんの状態やケアの進捗を正確に把握し、
> 適切な対応を行うことができる
>
> **②** チームメンバーと連携して、
> より質の高いケアを提供することができる

看護師の道のりは、時に険しく、大変なこともあるでしょう。
しかし、それは同時にあなたの成長の機会でもあります。

この書籍が、あなたが直面するであろう多くの状況において、
心強い道しるべとなることを願っています。

看護師としての第一歩を踏み出すあなたを、心から応援しています。

2024 年 6 月　ななえる

Contents

表紙・本文デザイン／ hooop　表紙・本文イラスト／七月マイ　DTP ／永和印刷（株） v

テンプレートの構成と使い方

本書の Part 2 では、実習での報告に活かせる「場面別報告テンプレート」を紹介しています。テンプレートを上手に活用し、その実践的な報告スキルを磨いていきましょう。

何のためにその報告を行うのか、目的を簡潔に示しています。

6 ケア後の報告（プラン変更）

①報告の目的
- ケアの結果と患者さんの反応、それに基づく今後の看護計画変更について情報を共有し、指導者や受持ち看護師のアドバイスを得るためです。

②報告のタイミング
- ケア後の報告の時間、または急いで伝える必要がある場合はケアが終わった直後に行います。

いつ報告を行うべきか、実習の日程や時間帯、ケアの前後など、具体的なタイミングを明示しています。

！ ポイント
- 現在の看護計画に対して具体的な変更点を伝え、その理由を報告します。ケアの効果や患者さんの反応を説明しましょう。
- 具体的な事実とアセスメントを明確に区別することが大切です。
- ケア後は、患者さんの発言や表情だけでなく、バイタルサインなどの検査項目にも着目しましょう。ケアによって患者さんにどのような効果があったか、同じプランを継続すべきか、変更すべきかを評価することが重要です。

報告時の留意事項や、ミスを防ぐアドバイス、伝わりやすい工夫など、報告におけるコミュニケーション上のポイントを紹介しています。

68

実際に報告を行う際に使用できるテンプレートです。報告すべき基本的な内容やポイントを挙げています。実習での報告の実践に活用してみましょう。

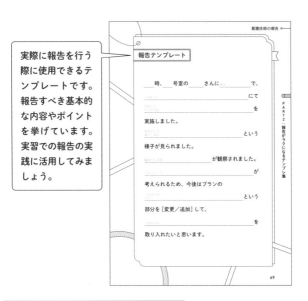

報告テンプレート

＿＿＿時、＿＿号室の＿＿＿さんに＿＿＿＿＿で、
＿＿＿＿＿＿＿＿＿＿＿＿＿＿にて
＿＿＿＿＿＿＿＿＿＿＿＿＿＿＿を
実施しました。
＿＿＿＿＿＿＿＿＿＿＿＿＿＿という
様子が見られました。
＿＿＿＿＿＿＿＿＿が観察されました。
＿＿＿＿＿＿＿＿＿＿＿＿＿＿＿が
考えられるため、今後はプランの
＿＿＿＿＿＿＿＿＿＿＿＿＿＿という
部分を［変更／追加］して、
＿＿＿＿＿＿＿＿＿＿＿＿＿＿＿を
取り入れたいと思います。

69

使用例

12時、610号室のAさんにベッドサイドで、端座位にて、食事介助を実施しました。
摂取量は主食9割、副食8割でした。
Aさんからは「おいしい」という発言が聞かれ、食事を楽しんでいる様子がみられました。しかし、姿勢が右に傾きやすく、途中でむせが一度観察されました。顔色や呼吸状態、バイタルサインに異常はありませんでした。
このことから、誤嚥性肺炎のリスクが考えられるため、今後はプランの「食事介助をする」に追加して、「食事の際の姿勢を工夫する」「食事の速度を調整する」ことを取り入れたいと思います。

実際にどのように報告するかを例示し、テンプレートをどう活用するかがわかります。

PART

1

報告の基本を知ろう

看護学生にとっての報告とは？

学生

> ななえるさん、看護実習の報告って緊張するし、うまくできるか不安です

ななえる

> 報告は確かに緊張するけど、看護の基本で、とても大切なんです。患者さんの安全を守り、医療チームとスムーズに連携するためには欠かせません

学生

> 報告のためにどんなことを身につけたらいいでしょうか？

ななえる

> まずは、患者さんの状態を的確に把握すること。次に、その情報をわかりやすく伝える力を養いましょう

1 報告ってどうして大切なの？

看護学生の皆さん、実習で行う報告はとても緊張しますよね。しかし、患者さんの安全を守り、医療チームとスムーズに連携するためには、その報告がとても大切なのです。

①患者さんの安全を守るため

患者さんの状態や変化を看護師に伝えることで、すばやく適切に対応することができます。これは、患者さんの安全を守るために欠かせません。たとえば、痛みを訴える患者さんに対して、その原因を特定し、適切な治療を行うためには、看護学生からの詳しく正確な報告が重要なのです。

②チーム医療をスムーズに行うため

看護学生の報告は、看護師や医師、薬剤師といった多職種のチーム内で、**大切なコミュニケーション**の一部を担います。報告することで、看護師は患者さんの状態を把握し、適切な看護計画を立てることができます。また、看護学生の報告が看護師を通じて医師に伝わることもあります。

適切な報告の仕方をマスターし、患者さんの状態や看護の進捗状況を正確に伝えることで、チーム医療に貢献できます。

2 どんな力が必要なの？

　患者さんの状態を正確に報告するためには、いくつかの重要なスキルが必要です。

①患者さんの状態を的確に把握する力

　患者さんのバイタルサインや症状などの様々な観点から、患者さんの状態を丁寧に観察し、把握する必要があります。

②伝える力

　わかりやすく簡潔に報告することが大切です。相手に伝わりやすい話し方を学びましょう。

③専門用語の活用法

　医療の現場で使われる**専門用語や略語** (p.109) を正しく使いこなし、わかりやすく伝える報告を心がけましょう。

報告の基本要素

学生

報告の重要性はとても理解できました。でも、どうしたら上手（じょうず）に伝えられるようになりますか？

うまく伝えられずに焦ることもありますよね。まずは、落ち着いて、自分の考えを整理することが大切です

ななえる

学生

具体的にはどうすればいいですか？

報告の際には、"誰に、何を、どのように伝えるか"と"3つの報告法"という考え方が役に立ちます。これらをもとに、効果的な報告方法を一緒に学んでいきましょう

ななえる

1　誰に、何を、どのように伝える？

　報告をする際には、誰に、何を、どのように伝えるかを意識することが大切です。これらに焦点をあてることで、伝えたいことを相手にしっかりと伝えることができます。

①誰に

　誰に報告を行うかは、内容によって異なります。基本的には、看護学生は**指導者**に報告することが多いですが、場合によっては**受持ち看護師**や、緊急時には**医師**への報告が必要になることもあります。

②何を

　看護において必要な情報を把握し、それを的確に伝えることが大切です。

▽把握しておくべき看護にとって必要な情報

患者さんの状態 ：患者さんの現在の**バイタルサイン（血圧、体温、脈拍、呼吸など）**や**自覚症状（痛みの程度、不快感の場所など）**を詳しく報告します。

ケア内容 ：患者さんに**提供したケア**の種類（食事・排泄・入浴の援助など）と、そのケアが患者さんにどのように**影響**したか（症状や訴えの改善がみられたか、どのような反応があったかなど）を報告します。

要望や相談 ：患者さんやその家族から寄せられた具体的な要望や相談についても報告します。具体的には、**治療方法**に関する質問、**日常生活での困りごと、心理的なサポート**などです。

また、看護学生の実習状況については、「どの患者さんを担当し、どのようなケアを行ったか」を報告します。これにより、指導者や受持ち看護師は、看護学生が立案した看護計画（ケアプラン）がどのように実施できているかを知ることができるとともに、看護学生の看護スキルや理解度を把握できます。「自分が何を伝えたいか」だけでなく、「相手が何を知りたいか」も意識することが大切です。

▽**指導者や受持ち看護師が知りたいこと**
看護学生の実習状況：どの患者さんを担当し、どのようなケアを行ったか。

③**どのように**
▽**正確に**
　看護の現場では、**事実を正確に伝える**ことがとても重要です。主観や推測を避け、誤解のないようにしましょう。**事実と個人の見解は、はっきりと区別**して伝える必要があります。

▽**簡潔かつ明確に**
　伝える情報は、聞き手にとって必要な情報にしぼり、**簡潔かつ明確**にまとめることがポイントです。でも、大切なのは、**伝えるべき要点を見失わないこと**。本書にあるテンプレートを参考にして、要点をしっかり押さえた報告のしかたを一緒に学んでいきましょう。

2 看護現場で使える3つの報告法

　本書では、日常の看護現場で役立つ、報告テンプレートを場面別に紹介しています。テンプレートを使えない場面でも、ここで紹介する**3つの報告法**（5W1H、PREP、SBAR）を身につけておけば、効果的な報告ができるようになります。

　これらの方法を用いて情報を整理しながら、足りない情報があれば追加で収集することで、情報の偏りやもれを防ぐことができます。

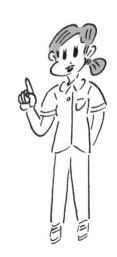

① 5W1H（ご・ダブリュ・いち・エイチ）

5W1H は、報告内容を Who（誰）、What（何を）、When（いつ）、Where（どこで）、Why（なぜ）、How（どのように）の 6 つの要素に分けて整理し、伝える方法です。これは報告の基本であり、聞き手が必要な情報を簡単に理解できるようにするための効果的な方法です。

使用例

Who（誰） ：「A さん（患者さん）を受け持たせていただいているななえるです。A さんに実施したケアについて報告します。」

What（何を） ：「食道がんの術後の A さんに**全身清拭**を実施しました。」

When（いつ） ：「**本日の午前 10 時から 30 分**かけて行いました。」

Where（どこで） ：「実施場所は A さんの**病室のベッド上**です。」

Why（なぜ） ：「A さんは**手術後 2 日目で、入浴が困難**です。**皮膚の清潔保持**と、A さんに**爽快感**を得ていただくために実施しました。」

How（どのように）：「**臥位で行いました。手術部位周辺は特に慎重に扱い、また体位変換により痛みが増強しないように、痛みの程度や気分不快の有無を確認しながら**実施しました。」

② PREP（プレップ）

　PREP は、効果的に報告を行うための構造です。まず Point（結論；P）を明確にし、次に Reason（理由；R）や根拠を述べ、Example（具体例；E）を説明します。最後に Plan（計画；P）を述べます。**結論から始めることで、明確かつ効果的な報告**ができます。

| 使用例 |

P（結論）　：「本日 11 時頃、A さんの**血圧が、昨日に比べ低下**していました。」

R（理由）　：「これは、昨晩から**血圧降下剤の投与量が増えたこと**が原因だと考えられます。」

E（具体例）：「**本日のバイタルサイン測定で、A さんより『さっき少しクラクラした』と訴え**がありました。昨日の血圧は平均で 140/90 mmHg だったのに対し、今日は 94/70 mmHg にまで低下し、めまいやふらつきを訴えています。これは低血圧による症状である可能性が高いです。」

P（計画）　：「今後は、**血圧を定期的にチェック**し、A さんの**体調変化に注意**を払う必要があると考えています。」

③ SBAR（エスバー）

SBAR は、Situation（状況；S）、Background（背景；B）、Assessment（アセスメント；A）、Recommendation（提案；R）の 4 つのステップで構成される報告方法です（**表 1**）。医療現場でよく用いられ、**緊急性の高い情報をスムーズに伝える**ことができます。

表 1　SBAR

要素		説明
Situation	状況	患者の状況や、報告、相談したいこと
Background	背景	患者の疾患や治療、測定したデータ
Assessment	アセスメント	判断や考え、自分が問題と思うことなど
Recommendation	提案	依頼したいことや、協力をしてほしいことなど（患者の状態を一緒に確認してほしいことや、今後の対応について相談したいこと、など）

使用例

S（状況） ：「Aさんの踵骨部（しょうこつ）に発赤があり、指で押しても消えませんでした。」

B（背景） ：「Aさんは自力での寝返りが困難で、踵部がベッドに接触している時間が長いです。」

A（アセスメント）：「踵骨部は褥瘡（じょくそう）が発生しやすく、初期段階の褥瘡（じょくそう）の可能性が高いと考えます。」

R（提案） ：「Aさんの状態を一緒に確認し、適切な対応を相談したいです。」

エス Situation　　　　患者さんの状況

バ Background　　　　患者さんの背景

ー Assessment　　　　患者さんについて自分が考えること（アセスメント）

Recommendation　　　提案したいこと

からだの部位を示す際は、できるだけ医学の専門用語を使うようにしましょう。以下に、いくつかの例を示します。

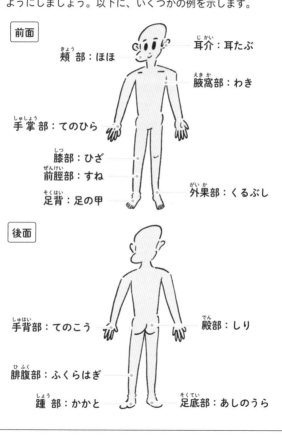

前面

頬部（きょうぶ）：ほほ
耳介（じかい）：耳たぶ
腋窩部（えきかぶ）：わき
手掌部（しゅしょうぶ）：てのひら
膝部（しつぶ）：ひざ
前脛部（ぜんけいぶ）：すね
足背（そくはい）：足の甲
外果部（がいかぶ）：くるぶし

後面

手背部（しゅはいぶ）：てのこう
殿部（でんぶ）：しり
腓腹部（ひふくぶ）：ふくらはぎ
踵部（しょうぶ）：かかと
足底部（そくていぶ）：あしのうら

報告でよくあるミスとその対策

学生

ななえるさん、報告の時、相手に伝わらないことがよくあります。どうすればいいですか？

それは確かに悩みの種ですね。そういうときは、伝わらない報告の原因を把握することから始めましょう

ななえる

学生

伝わらない報告の原因って何でしょうか？

いくつか特徴がありますが、その対策もありますよ。ここでは、それらの特徴と改善策を一緒に見ていきましょう

ななえる

1 　必要な情報が不足している

　情報不足は、相手が状況を正確に理解できない原因となります。一方で、**情報過多**も重要な点の見落としにつながります。効果的な報告では、**情報量のバランスが重要**です。

 NG例

「Aさんが食事を食べました。」

　この報告では、食べた内容や量、食欲の状態などの必要な情報が不足しています。食事内容、摂取量、食欲の有無を含めることで、状況をより詳細に伝えられるようになります。

 OK例

「Aさんは、ミキサー食が出されており、ご飯を8割、おかずと味噌汁を10割召し上がりました。食事中、ご飯やおかずの味を楽しんでいる様子で、おいしいと感想を述べていました。嚥下障害がありますが、お昼のミキサー食はむせることなくしっかり飲み込んでいました。次々と口に入れ、少し急いで食べる様子も見られました。急いで食べるとむせや誤嚥のリスクを高めるため、今後はゆっくり飲み込むように言葉をかけたり環境調整を検討します。」

2 アセスメントができていない

看護学生は、患者さんの**身体的、心理的、社会的状態を総合的に観察**し、その**情報をもとに分析・解釈**し、アセスメントを行う必要があります。これにより、今後の看護計画を具体的に立てることができます。

 NG例

「Bさんは食欲がなく、食事をほとんど食べませんでした。」

 OK例

「Bさんは食欲がなく、食事をほとんど食べませんでしたが、**水分は摂られていました**。この食欲低下は術後の消化器症状によるものと考えられます。今後は、消化器症状の経過観察と、改善に向けた看護計画を立てます。」

報告では、ただ事実を伝えるだけでなく、患者さんの状態や変化を整理し、それに応じて適切なアセスメントを行うことが重要です。アセスメントの結果に基づいて、今後の看護計画を具体的に立案し、方向性を明確にすることが、質の高いケアにつながります。このプロセスを通じて、患者さんへの最適な介入を計画し、実施するための基盤を築くことができます。

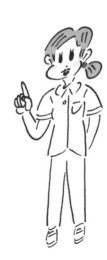

緊急時には詳細なアセスメントを行う時間がないことが多いため、起きたことや患者さんの現在の状態を簡潔かつ明確に伝えることが重要です

3　報告の順番が適切ではない

①情報の流れを整理しておく

　報告時に情報の流れが整っていないと、重要な情報が散逸してしまい、見落とされがちです。また、情報が時系列順でなかったり、無関係な情報が挟まれたり、突然の話題転換があったりすると、聞き手が混乱することもあります。これを避けるためには、**報告の流れを事前に整理する**ことが重要です。PART1「看護現場で使える 3 つの報告法（p.9〜）」やPART2「報告がラクになるテンプレ集（p.31〜）」を活用してください。

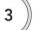 NG例

「C さんは昨日から関節痛があり、今朝は体温がやや高く、呼吸数が多いです。昨夜はよく眠れたそうです。」

 OK例

「9 時の時点で、C さんは体温が 37.8℃、呼吸数 28 回で、これは通常よりも高いです。昨日から関節痛を訴えており、今朝は全体的に倦怠感を訴えています。睡眠については、昨夜は比較的よく眠れたとおっしゃいました。」

この報告では、**緊急性があると考えられる情報**（体温と呼吸数）を最初に伝え、それに続いて **関連情報**（関節痛、倦怠感、睡眠状態）を報告しています。これにより、聞き手は状況を全体的に、かつ具体的に把握しやすくなります。

②話す前に要点を整理しておく

　情報の流れを整理するだけでなく、話す内容の要点を事前に整理しておくことも重要なポイントです。

　報告すべきことが多いときは、「報告させていただきたい内容が 3 点あります」のように前置きをしてから、自分の書いたメモを見ながら話をすると、相手にも要点が伝わりやすいでしょう。

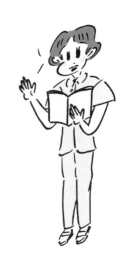

4 報告が簡潔でない

報告では、必要な情報を簡潔に伝えることが大切です。不必要な詳細を話す、余分な情報が多すぎる、同じ情報を繰り返すなどによって、報告は長くなってしまいます。その場合、聞き手は重要なポイントに集中できない可能性があります。

 NG例

「Dさんは今日、実は昨夜からなんですが、何度かトイレに行っていて、それでちょっと気になって聞いてみたら、今朝から特に、頭がかなり痛いらしくて、痛みのスケールを使って聞いてみたんですよ。そうしたら、8だって言ってました。でも昨日は何も特別なことはなかったらしくて、普通に夕食も食べて、普通に寝て、何も変わったことはなかったそうなんです。でも今日になって、急に頭痛がしてきたとかで、それで吐き気もあるって言ってました。ちなみに、夕食は鶏肉と野菜だったそうです。」

この報告では、冗長な言い回し、不必要な詳細（昨夜の夕食のメニュー、昨日の夜の状態など）、同じ情報の繰り返し（何度も「昨日」について触れている）などが多く、何が重要なのかを聞き手が把握しづらい状態になっています。

21

OK例

「Dさんは頭痛と吐き気を訴えています。NRS※は8で、急激に症状が始まったとのことです。」

効果的な報告のためには、事前にどの情報が本質的であるかを見極め、それを明確に伝えることが求められます

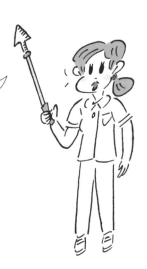

※次ページコラム参照。

コラム 痛みの強さの指標

痛み（疼痛）については、ペインスケールを活用して報告することが有効です。

1 Visual Analogue Scale（VAS）視覚的アナログスケール

0の「痛みなし」から100の「想像できる最大の痛み」を10cmスケールで示し、視覚的に患者さんが痛みの程度を指し示します。

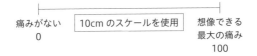

痛みがない　　　　　10cmのスケールを使用　　　想像できる
0　　　　　　　　　　　　　　　　　　　　　　　最大の痛み
　　　　　　　　　　　　　　　　　　　　　　　100

2 Numerical Rating Scale（NRS）数値評価スケール

0が痛みなし、10が想像できる最大の痛みとして11段階に区切って、現在の痛みがどの程度かを患者さんに指し示してもらう段階的スケールです。

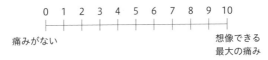

0　1　2　3　4　5　6　7　8　9　10

痛みがない　　　　　　　　　　　　　　　　想像できる
　　　　　　　　　　　　　　　　　　　　最大の痛み

3 Face Rating Scale（FRS）評定尺度スケール

特に高齢者や小児に使用し、イラストのような絵を使って、人の顔の表情から患者さんに自分に近い痛みの強さを選んでもらい判定します。

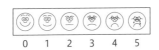

0　　1　　2　　3　　4　　5

（厚生労働省研究班：痛みの教育コンテンツ，Ver. 1.03，2013より改変）

5　報告が客観的ではない

　自分としては詳細に説明しているのに伝わりにくいときは、「**主観的な自分の解釈**」と「**客観的事実**」が分けられていないことが往々にしてあります。

　主観的意見は自分なりの考えや理解で、客観的事実は実際にある事柄のことです。報告において、これら2つの要素が混ざると、伝えるべき重要な情報があいまいになり、わかりにくい報告になってしまいます。

　また、自分の主観的な意見や感想を交ぜて報告することで、具体的な事実に基づいた判断や行動を取りづらくなってしまいます。

 NG例

　「Eさんはかゆそうでつらそうでした。」

OK例

> 「E さんは瘙痒感（そうようかん）を訴え、特に入浴後は眉間にしわを寄せた表情が見られました。皮膚には全体的に乾燥が見られ、右上腕に擦過傷がありました。これらのことから、瘙痒感（そうようかん）が強く、入浴後にさらに瘙痒感が増していると考えられます。」

NG 例のように客観的事実と主観的な意見や感想を織り交ぜることなく、OK 例のように患者さんの状態やケアの状況を、客観的な事実と主観的意見を分けて伝えることが大切です。

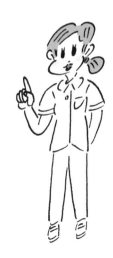

6　言葉遣いが適切でない

　正しい敬語を使うことは最低限のマナーであり、円滑なコミュニケーションを図るためにも重要です。

　正しい敬語を身につけることで、看護学生の皆さんは看護師や患者さんとの信頼関係を築くことができます。日頃から敬語の練習を心がけてください。

　敬語には、**尊敬語、謙譲語、丁寧語**の3種類があります。**表2**は、敬語の種類と使い分けの一覧表です。

①尊敬語

　相手を尊敬する気持ちを表すときに使う敬語です。たとえば、「食事をお召し上がりになりますか。」「遠慮なくおっしゃってください。」などの表現がこれにあたります。

②謙譲語

　自分を低く控えめに表現し、相手を敬う敬語です。「14時頃にうかがいます。」「こちらを拝見させていただいてよろしいでしょうか。」などの言い回しがこれにあたります。

③丁寧語

　話し手と聞き手の立場に関係なく、丁寧な言葉遣いをするための敬語です。名詞の前に「お」や「ご」を付けたり、語尾に「です」や「ます」を付けたりする表現があります。たとえば、「おからだ」「お背中」「お着替えになりますか。」「ご気分はいかがですか。」「これから血圧を測定いたします。」「こちらで清拭を行います。」などが丁寧語に該当します。

表2　敬語の種類と使い分けの一覧表

動詞	尊敬語	謙譲語	丁寧語
言う	おっしゃる	申す	言います
行く	いらっしゃる／行かれる	うかがう	行きます
する	なさる	いたす	します
見る	ご覧になる	拝見する	見ます
聞く	お聞きになる／聞かれる	うかがう／拝聴する	聞きます
食べる	召し上がる	いただく／頂戴する	食べます
読む	お読みになる	拝読する	読みます

例〈

自己紹介　：「ななえると申します。よろしくお願いします。」

質問する　：「○○について教えていただけますか？」

患者さんへの説明は特にわかりやすく

「調子はどう？　眠れた？」という言い方は、患者さんに対して適切とはいえません。「おからだの具合はいかがですか？よくお休みいただけましたか？」などの丁寧な言葉遣いを心がけましょう。

専門用語をわかりやすく言い換えるなど、患者さんが理解できるようにしましょう。

例〈

食事の確認：「朝食はお召し上がりになりましたか？」

説明の確認：「医師からの説明はもうお聞きになりましたか？」
　　　　　　「ご不明な点や心配なことはありませんか？」

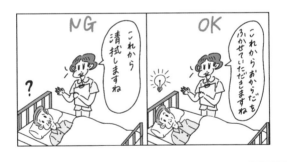

7 あいまいな表現を使っている

看護の現場では、正確かつ明確なコミュニケーションが欠かせません。患者さんの状況・状態を報告する際は、あいまいな表現は避け、**具体的**に伝えることが重要です。

①あいまいな報告例

「数値が高めでした。」 ⇨ どのくらい？

「早めに始めます。」 ⇨ いつ頃？

「なるべく多めに準備します。」 ⇨ 多めとは？

「ちゃんと行います。」 ⇨ どのように？

このようなあいまいな表現を使うと、看護師から「どういうこと？」と確認を求められます。報告する際は、相手に正しく理解してもらえるよう、具体的な言葉で伝えましょう。

②具体的な表現の例

▽痛みについて

 NG例

「だんだん痛みがよくなってきています。」

OK例

「痛みは NRS 5 から 4 まで軽減しました。」

▽食事の量について

 NG例

「いっぱい召し上がっていました。」

 OK例

「主食 9 割、副菜 8 割、汁物 10 割をお召し上がりでした。」

　このように、数値やデータを用いることで、より正確な情報を伝えられます。適切なケアを提供するためにも、明確なコミュニケーションを心がけましょう。

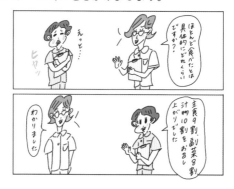

PART

2

報告がラクになる
テンプレ集

テンプレに当てはめるだけで
簡単・効果的な報告に！

学生

理論は理解しましたが、実習で実際にうまく報告できるかが不安です……

その気持ち、よくわかります。そこで、「場面別報告テンプレート」を用意しました

ななえる

学生

「場面別報告テンプレート」って具体的にどんなものなんですか？

看護実習でよくある場面を想定して作成したテンプレートで、患者さんの食事、痛み、バイタルサインなどの具体例をあげています。これを活用して、スムーズな報告ができるよう、報告スキルを磨きましょう

ななえる

基本的なあいさつ

はじめに：報告の前には自己紹介をしよう

報告の前には、必ず自己紹介しましょう。

＿＿＿＿号室の＿＿＿＿さんを受け持たせて
いただいている＿＿＿＿です。

1 実習あいさつ（初日・朝）

① 報告の目的

- **自己紹介**を行い、実習に**積極的に取り組む姿勢**を示します。
- 実習中に看護師からの**ご指導・サポートをお願い**します。

② 報告のタイミング

- 実習初日の朝、ナースステーションで、看護師の**申し送りの後**に行います。

！ ポイント

- 看護実習初日のあいさつは、実習における看護学生の第一印象を決める、重要な場面です。しっかりと準備して、好印象なあいさつができるよう心がけましょう。

- 申し送りが始まる前に「申し送りの後にあいさつさせていただいてもよろしいでしょうか」と、前もってお願いしておきましょう。看護師から「では学生さん、どうぞ」と促されることが多いですが、もし促されなくても「ごあいさつさせていただいてもよろしいでしょうか」と伝えておくとよいでしょう。

- 一人ひとり名乗る場合は、明るく笑顔で、ハキハキとした口調で、礼儀正しい態度であいさつしましょう。

報告テンプレート

おはようございます。

学校・学部・
学科名 ＿＿＿＿＿＿＿＿＿＿＿＿＿＿ の 学年数 ＿＿＿＿＿＿＿ 生

学生の
人数 ＿＿＿＿＿ 名です。

本日から来週の 曜日 ＿＿＿＿＿ 曜日まで、こちらで

実習名 ＿＿＿＿＿＿＿＿＿＿＿＿＿＿＿＿＿ 実習させて

いただきます。

この実習を通して 学びたいこと ＿＿＿＿＿＿＿＿＿＿＿

＿＿＿＿＿＿＿＿＿＿＿＿＿＿＿＿＿＿ について

学ばせていただきたいと考えております。

意気込み ＿＿＿＿＿＿＿＿＿＿＿＿＿＿＿＿＿＿

＿＿＿＿＿＿＿＿＿＿＿＿＿＿＿＿＿＿＿ 。

よろしくお願いいたします。

使用例

　おはようございます。ABC大学の看護学部学生1年生6名です。本日から来週の金曜日まで、こちらで基礎看護実習をさせていただきます。

　この実習を通して、特に患者さんの日常生活支援や基本的な看護技術について学ばせていただきたいと考えております。

　初めての実習で未熟な点も多くあるかと存じますが、一生懸命取り組み、成長できるよう努めます。どうぞよろしくお願いいたします。

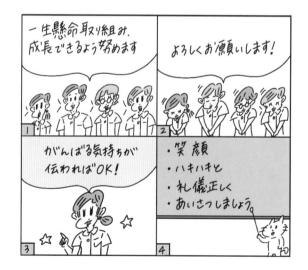

2 実習あいさつ（初日・夕方）

① 報告の目的

○ 1日の実習でのご指導に**感謝の意**を伝えます。

○ 翌日以降も引き続き、**ご指導をお願い**します。

② 報告のタイミング

○ 実習場所から**帰るとき、ナースステーション**であいさつを行います。

⚠ ポイント

○ この時間帯は、ナースステーションにあまり人がいなかったり、夜勤帯の看護師がいたり、慌しい様子で声を出しづらい場合もあります。しかし、そのような状況でも、明るく聞き取りやすい声であいさつを心がけましょう。

○ また、その日にお世話になった受持ち看護師へは必ずあいさつしましょう。受持ち看護師は日によって変わる可能性があるため、その日のうちに感謝の気持ちを伝えることが大切です。

報告テンプレート

次の実習が翌日の場合

お仕事中失礼いたします。

学校・学部・学科名 ＿＿＿＿＿＿＿＿＿＿＿＿＿＿＿＿＿の学生 学生の人数 ＿＿＿＿名、

本日の実習を終了いたしました。

明日もよろしくお願いいたします。

次の実習が翌日ではない場合

お仕事中失礼いたします。

学校・学部・学科名 ＿＿＿＿＿＿＿＿＿＿＿＿＿＿＿＿＿の学生 学生の人数 ＿＿＿＿名、

本日の実習を終了いたしました。

明日は 理由 ＿＿＿＿＿＿＿＿＿＿＿＿＿＿＿なので、

次回は 次回の実習日 ＿＿＿＿月＿＿＿＿日＿＿＿曜日に実習させて

いただきます。よろしくお願いいたします。

✣

その日の受持ち看護師にあいさつ

看護師名 _____ さん、これで本日の実習を終了させて

いただきます。本日は、

実習内容 _____ や、

実習内容 _____ を

ご指導いただき、ありがとうございました。

特に、実習手技 _____ を

教えていただき、とても勉強になりました。

明日は 意気込み _____

_____ 。

使用例

次の実習が翌日ではない場合

　　お仕事中失礼いたします。ABC 大学の学生 6 名、本日の実習を終了いたしました。
　　明日は学内実習なので、次回は A 月 B 日 C 曜日に実習させていただきます。よろしくお願いいたしします。

その日の受持ち看護師にあいさつ

　　B さん、これで本日の実習を終了させていただきます。本日は、清拭や陰部洗浄の介助をご指導いただき、ありがとうございました。特に、陰部洗浄の際の患者さんの 羞 恥心を和らげる方法を教えていただき、とても勉強になりました。
　　明日は、教えていただいたことを実践できるように、頑張りたいと思います。ありがとうございました。

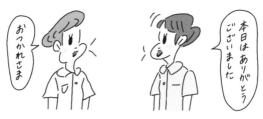

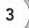

3 実習あいさつ（中日・朝）

①報告の目的

○ 実習への**積極的な参加意欲**を示します。

②報告のタイミング

○ 実習の中日の朝に行います。

> ⚠ **ポイント**
>
> ○ 明るく、はっきりとした口調であいさつしましょう。

報告テンプレート

おはようございます。

<small>学校・学部・学科名</small>＿＿＿＿＿＿＿＿＿＿＿＿の学生

<small>学生の人数</small>＿＿＿＿名です。

実習＿＿＿＿日目となります。

昨日学んだことを生かし、

本日も一生懸命取り組みますので、

ご指導よろしくお願いいたします。

使用例

> おはようございます。ABC 大学の看護学部学生 6 名です。実習 3 日目となります。昨日学んだことを生かし、本日も一生懸命取り組みますので、ご指導よろしくお願いいたします。

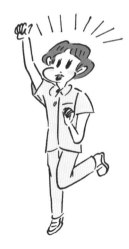

4 昼休憩のあいさつ（前後）

① 報告の目的
◎ 何名の学生が休憩に入っていて、何名の学生が残っているか、看護学生の実習状況を指導者やほかの看護師が把握するため。

② 報告のタイミング
◎ 昼休憩に入る前と後に、**指導者もしくはナースステーション**で看護師全体に向けて行います。

　指導者が見当たらないときは、ナースステーションで全体に向けてあいさつをして問題ないと思いますが、あらかじめ病棟のルールを確認しておきましょう。

(!) ポイント

○ 指導者、受持ち看護師には個別に、休憩に入ることを伝えましょう。

○ 何名が抜けて、何時頃に戻るかをしっかり伝えることがポイントです。

○ あいさつは明るく、簡潔に報告しましょう。スムーズな連携につながります。

報告テンプレート

休憩前

お仕事中、失礼いたします。

看護学生 _{休憩する人数} _____ 名、

お昼休憩を取らせていただきます。

_{復帰時間} _____ 時 _____ 分までに戻ります。

午前中はご指導ありがとうございました。

休憩後

お仕事中、失礼いたします。

看護学生 _{復帰した人数} _____ 名、休憩から戻りました。

午後もご指導よろしくお願いいたします。

使用例

休憩前

> お仕事中失礼いたします。
> 看護学生 3 名、今からお昼休憩を取らせていただきます。
> 13 時までに戻ります。
> 午前中はご指導ありがとうございました。

休憩後

> お仕事中失礼いたします。
> 看護学生 3 名、お昼休憩から戻りました。
> 午後もご指導よろしくお願いいたします。

PART2──報告がラクになるテンプレ集

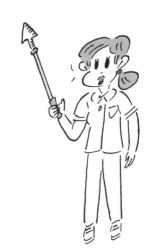

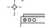

看護技術の報告

1 ケア前の報告

①報告の目的

- **看護計画を共有する**：どのようなケアを、いつ、どの患者さんに対して行うかを共有します。

- **指導を依頼するため**：特に、看護学生1人では安全に実施できないケアや初めて行うケアの場合は、指導者に確認をお願いすることで、適切な方法でケアを実施できるようになります。

②報告のタイミング

- **行動計画の調整時**：実習の朝、その日の行動計画を指導者と調整する際に報告します。

- **ケア開始前**：ケアを行う少し前に、再度報告します。

⚠️ **ポイント**

○ 患者さんの名前や、ケアの時間と場所、理由、注意点をわかりやすく伝えましょう。

○ 講義を受けたのか、演習で実践したことがあるのか、演習はモデルに実施したのか、人に実施したのか、などを具体的に伝えられるとよいでしょう。

○ ほかの実習でケアを実施したことがある場合でも、病棟ごとに必要物品や手順が異なることがあります。その旨を伝え、適宜確認してもらうとよいでしょう。

○ 以前、同じ患者さんにケアを実施したことがあれば、前回の気づきをどのように活かすかも伝えましょう。

報告テンプレート

本日＿＿＿時頃、_{場所}＿＿＿＿＿＿で、＿＿＿号室の＿＿＿さんに

<u>ケアの内容</u>＿＿＿＿＿＿＿＿＿＿＿＿＿＿＿＿＿の実施を

計画しています。

このケアを行う理由は<u>実習目的</u>＿＿＿＿＿＿＿＿＿＿＿

＿＿＿＿＿＿＿＿＿＿＿＿＿＿＿＿＿＿＿＿＿です。

実施中は<u>観察ポイント</u>＿＿＿＿＿＿＿＿＿＿を観察し、

<u>注意点</u>＿＿＿＿＿＿＿＿＿＿＿＿＿＿に注意して行います。

＋

すべてが初めてで、見学する場合

<u>ケアの内容</u>＿＿＿＿＿＿＿＿＿＿＿＿＿＿のケアについて
は学んだのですが、実際にはこれが初めての経験とな
ります。実際の現場での手順や流れを理解するため
に、まずは見学させていただいてよろしいでしょうか。

すべてが初めてで、一緒に実施する場合

学校で学んだ内容ではありますが、実際にはこれが初
めての実施となります。理論と実践の違いを理解し、
正しい手順と技術を身につけるために、一緒に実施さ
せていただき、ご指導いただくことは可能でしょうか。

ほかの実習では実施したことがあるが、本実習では初めて実施する場合

以前の実習でこのケアを <u>経験数</u>　度ほど実施した経験がありますが、こちらの病棟での手順に違いがないか、一緒に確認していただいてよろしいでしょうか。

同じ患者さんで実施したことがある場合

前回の実施では <u>気づいたこと</u>

という点に気づきましたので、

今回は <u>注意点</u>　　　　　　　　　　　　　に、

特に気をつけたいと思います。

✚

ワゴンに必要物品を準備しましたので、ご確認をお願いします。

使用例

　本日 10 時頃、病室で、610 号室の A さんの洗髪を仰臥位にて実施を計画しています。

　このケアを行う理由は、A さんは床上安静によって浴室での洗髪が困難であるため、A さんの頭皮の清潔を保ち、不快感や瘙痒感（そうようかん）を予防するためです。また、頭皮の血行を促し、リラックス効果をもたらすことも目的としています。

　実施中は、A さんの表情や反応を観察し、不快感や痛みが生じていないかを確認します。また、洗髪剤やシャワーの温度にも注意して行います。

　前回の実施では、A さんが後頭部に瘙痒感（そうようかん）を訴えているという点に気づきましたので、今回は後頭部の皮膚状態の観察や瘙痒感（そうようかん）の強さにも特に気をつけたいと思います。

　ワゴンに必要物品の準備をしましたので、ご確認をお願いします。

2 バイタルサイン測定の報告

①報告の目的

◎ 患者さんの身体面、精神面を含めた変化の**徴候を把握**し、**情報を共有**するためです。

②報告のタイミング

◎ バイタルサイン測定後、または**午前・午後**の報告時に行います。**異常値を認めた場合**は、報告の時間を待たずに**優先して報告**しましょう。

 ポイント

○ バイタルサインが基準値であっても、今後起こりうる変化やリスクを意識して報告することが大切です。異常なしの判断は、成人、小児、高齢者の基準値に照らして行い、さらにその人の通常の測定値と比較する必要があります。

○ 異常値を認めた場合は、速やかに報告しましょう。

○ バイタルサインは活動や緊張などによって変動しやすいため、測定値が高かった場合は再測定も検討しましょう。

バイタルサインの測定時は、**数値**だけでなく、**顔色や表情、発汗、自覚症状**も併せて観察しましょう。患者さんの疾患や状態に合わせた観察を行い、**変化の徴候をとらえること**が重要です。

成人の基準値

体温	36～37℃
呼吸数	10～20 回/分
脈拍	70～80 回/分
血圧	120/80mmHg

①体温上昇時の注意点

体温上昇時は、頭痛や関節痛、倦怠感の有無、上気道症状（咳嗽や痰、鼻汁）の有無などの関連症状を観察し、報告します。また、膀胱留置カテーテルやドレーンなどが挿入されている場合は、尿や排液の性状にも注目します。

成人の体温（腋窩）では、35℃未満は低体温、37～38℃は軽熱、38～39℃未満は中等熱、39℃以上は高熱とされています。

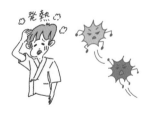

②脈拍測定時の注意点

脈拍測定時は、**脈拍数と不整（リズムの異常）** の有無を確認しましょう。**皮膚の温度**も末梢循環の目安として重要です。循環器疾患がある場合は、**左右差と上下肢差**の有無も確認します。

頻脈の場合は、動悸や息苦しさの症状の有無を、徐脈の場合は、めまいやふらつき、頭がぼーっとするなどの自覚症状を確認しましょう。

成人の通常の脈拍数は 70〜80 回/分であり、100 回/分以上は頻脈、60 回/分未満は徐脈とされています。

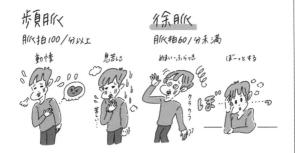

頻脈
脈拍100/分以上

動悸　息苦しさ

徐脈
脈拍60/分未満

めまい・ふらつき　ぼーっとする

▶次ページへ続きます

3 呼吸数測定時の注意点

呼吸数測定時は、**呼吸数と深さ、リズムの異常、努力呼吸** *の有無、喘鳴、咳嗽、喀痰の有無を観察します。努力呼吸が見られる場合は、呼吸困難感や起座呼吸の有無を確認します。

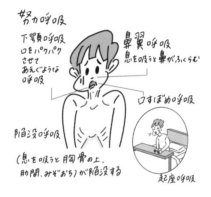

努力呼吸

下顎口呼吸
口をパクパク
させて
あえぐような
呼吸

鼻翼呼吸
息を吸うと鼻がふくらむ

口すぼめ呼吸

陥没呼吸

（息を吸うと胸骨の上、
肋間、みぞおち）が陥没する

起座呼吸

---

* 努力呼吸とは、補助呼吸筋を使用した呼吸様式のことで、鼻翼呼吸、口すぼめ呼吸、陥没呼吸、下顎呼吸などがあります。

報告テンプレート

_____時、_____号室の_____さんのバイタルサインを測定

しました。

体温は_____℃、脈拍は_____回/分で、随伴症状として

状態 ［動悸／息切れ／めまい／ふらつき／頭がぼーっと

する／その他／特になし］が見られました。

呼吸数は_____回/分で、随伴症状として、

状態 ［努力呼吸／その他／特になし］が見られました。

血圧は___／___mmHg、SpO₂ は_____%でした。

これらの値を_____さんの平常時の値や基準値と比較すると、

アセスメント ［正常範囲内／正常範囲外］であると判断しました。

今後は、方針 ［経過観察／再測定／

ケア内容_____の実施］を行う予定です。

使用例

　9時、610号室のAさんのバイタルサインを測定しました。
体温は36.5℃、脈拍は60回/分で、リズム不整や左右差の
随伴症状はありませんでした。
　呼吸数は17回/分で、規則的であり、努力呼吸などの随伴
症状は見られませんでした。血圧は125/75mmHg、SpO₂は
99%でした。
　これらの値をAさんの平常時の値や基準値と比較すると、
正常範囲内であると判断しました。
　今後は、ADL拡大に伴うバイタルサインの変動に注意しな
がら、観察の継続を行う予定です。

コラム ADLとは

ADL（Activities of Daily Living：日常生活動作）とは、毎
日の生活で必要な基本的な動作のことを指します。例えば、
食事、更衣、整容、排泄、入浴、移動などが含まれます。
ADLは、患者さんが自分でどれくらいのことができるかを
知るための大切な目安になります。看護師は、患者さんの
ADLを観察し、必要な手助けやリハビリテーションを行う
ことで、患者さんのQOL（Quality of Life：生活の質）を高
めることができます。また、ADLを知ることは、患者さん
が退院した後の生活を考えるためにも役立ちます。

3 午前・午後の報告〈リスクがある場合〉

①報告の目的

○ 患者さんの状態は**刻々と変化するため**、看護計画もそれに応じて**修正や追加が必要**となります。

○ 報告のタイミングを設けることで、指導者も患者さんの状態を把握し、**看護計画を適切に修正**することができます。

②報告のタイミング

○ お昼休憩に入る前と実習の終わり頃、指導者へ報告します。

○ そのほか、計画どおりに実施できないときや、イレギュラーな状況が発生した際は、**その都度報告**しましょう。

> (!) **ポイント**
>
> ○ 患者さんの状態や症状の進行を予測し、リスクや今後の変化について考察します。それに基づく対応を報告します。

報告テンプレート

＿＿＿号室の＿＿＿さんを担当している＿＿＿です。

［午前／午後］の報告をさせていただきます。

＿＿＿時のバイタルサインは、体温＿＿＿℃、

脈拍＿＿＿回/分、

呼吸数＿＿＿回/分、血圧＿＿＿/＿＿＿mmHg でした。

現在、観察した項目＿＿＿＿＿＿＿＿＿＿については

状況＿＿＿＿＿＿＿＿＿＿＿＿＿＿＿＿ですが、

今後 考えられるリスク＿＿＿＿＿＿＿＿＿する

可能性があると考えられます。

そのため、今後の方針＿＿＿＿＿＿＿＿＿＿＿

＿＿＿＿＿＿＿＿＿＿＿したいと思います。

使用例

　610号室のAさんを担当しているななえるです。午後の報告をさせていただきます。

　14時のバイタルサインは、体温36.5℃、脈拍68回/分、呼吸数16回/分、血圧120/70mmHgでした。現在、意識は清明で、創部のガーゼに出血や滲出液による汚染などはなく、痛みはNRSで3と訴えていますが、今後、術後活動量が増加するにつれて、痛みが強くなる可能性があると考えられます。

　そのため、疼痛の観察を継続するとともに、鎮痛薬の処方を確認し、次の鎮痛薬の使用タイミングについてAさんと相談したいと思います。

PART2　報告がラクになるテンプレ集

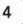

4 　午前・午後の報告〈異常なしの場合〉

①報告の目的

○ 異常がなくても報告することで、患者さんの状態を把握し、**早期に異常を察知**できます。

○ また、指導者からフィードバックを受けることで、**自分の視点や考えを客観的に評価**できます。

②報告のタイミング

○ **お昼休憩に入る前と実習の終わり頃**に、指導者へ報告します。

○ そのほか、計画どおりに遂行できないときや、イレギュラーな状況が発生した際は、**その都度報告**しましょう。

! ポイント

○ 現在は異常がなく、予定どおり進んでいることがわかるよう、患者さんの客観的・主観的データを報告しましょう。

○ このまま患者さんが異常のないまま過ごせるように、今後どのようにサポートしていくかという方針も述べるとよいでしょう。

報告テンプレート

___号室の_____さんを担当している_____です。

［午前／午後］の報告をさせていただきます。

_____時のバイタルサインは、体温_____℃、

脈拍_____回/分、

呼吸数____回/分、血圧____/____mmHg でした。

バイタルサインは平常時の値や基準値と比較すると

正常範囲内で、

アセスメント_____に

問題はみられません。

今後も 考えられる
リスク_____に

注意しながら、

患者さんの
ゴール_____できる

ようサポートしたいと思います。

使用例

　610号室のAさんを担当しているななえるです。午後の報告をさせていただきます。

　14時のバイタルサインは、体温36.6℃、脈拍70回/分、呼吸数17回/分、血圧125/75mmHgでした。

　バイタルはAさんの平常時の値と変わらず、呼吸状態、循環状態に問題はなく、疼痛もNRS 2〜3で、現在は鎮痛薬の希望はありません。リハビリテーションでは前回に引き続き平行棒を使用した歩行訓練を行っており、前向きな発言が聞かれています。

　今後も転倒に注意しながら、Aさんの自立を尊重しつつ、必要に応じて介助を行い、円滑にリハビリテーションを進められるようサポートしたいと思います。

5 ケア後の報告（プラン継続）

①報告の目的

◎ ケアの結果と患者さんの反応、それに基づく今後の看護計画について、**情報を共有**し、必要な助言を得るためです。

②報告のタイミング

◎ **ケア後の報告の時間**、または急いで伝える必要がある場合は**ケアが終わった直後**に行います。

> (!) **ポイント**
>
> ○ 看護計画を継続する理由を明確に述べます。ケアの効果や患者さんの反応を説明し、ケアの有効性を報告しましょう。
>
> ○ 具体的な事実とアセスメントを明確に区別することが大切です。
>
> ○ また、ケア後の報告では、「ケアをやってみてどうだった？」と聞かれることがあります。実施したケアを振り返り、今後のケアに活かすことが重要なので、患者さんの状態だけでなく、自身の手技や声かけ、物品の準備などについても振り返り、どのような改善ができるかを考えておくとよいでしょう。

報告テンプレート

____時、____号室の____さんに _{場所}____で、

<u>とのように</u>_____にて

<u>実施した
ケアの内容</u>_____を

実施しました。

<u>患者さんの
反応</u>_____が

見られました。

<u>観察した
内容</u>_____が観察されました。これは

<u>アセスメント</u>_____と

考えられるので、今後もプランを継続し、

<u>看護の方向性</u>_____を

したいと思います。

使用例

15時、610号室のAさんにベッドサイドで、端座位にて足浴を実施しました。

「足が温まって気持ちいい」と笑顔が見られました。

足浴をする前と比較すると、冷感や蒼白は見られず、足の色が明るくなるのが観察されました。これは末梢循環が改善していると考えられるので、今後もプランを継続し、足浴や運動を取り入れ血行の促進を図りたいと思います。

PART2／報告がラクになるテンプレ集

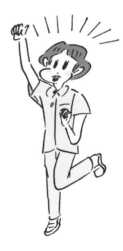

6 ケア後の報告 (プラン変更)

①報告の目的

○ ケアの結果と患者さんの反応、それに基づく今後の看護計画変更について**情報を共有**し、**指導者や受持ち看護師のアドバイスを得るため**です。

②報告のタイミング

○ **ケア後の報告の時間**、または急いで伝える必要がある場合は**ケアが終わった直後**に行います。

(!) ポイント

○ 現在の看護計画に対して具体的な変更点を伝え、その理由を報告します。ケアの効果や患者さんの反応を説明しましょう。

○ 具体的な事実とアセスメントを明確に区別することが大切です。

○ ケア後は、患者さんの発言や表情だけでなく、バイタルサインなどの検査項目にも着目しましょう。ケアによって患者さんにどのような効果があったか、同じプランを継続すべきか、変更すべきかを評価することが重要です。

報告テンプレート

____時、____号室の____さんに 場所 ____で、

どのように ____にて

実施した
ケアの内容 ____を

実施しました。

患者さんの
様子・反応 ____という

様子が見られました。

観察した内容 ____が観察されました。

アセスメント ____が

考えられるため、今後はプランの

これまでの
方針 ____という

部分を[変更/追加]して、

今後の方針 ____を

取り入れたいと思います。

使用例

　12時、610号室のAさんにベッドサイドで、端座位にて、食事介助を実施しました。

　摂取量は主食9割、副食8割でした。

　Aさんからは「おいしい」という発言が聞かれ、食事を楽しんでいる様子がみられました。しかし、姿勢が右に傾きやすく、途中でむせが一度観察されました。顔色や呼吸状態、バイタルサインに異常はありませんでした。

　このことから、誤嚥性肺炎のリスクが考えられるため、今後はプランの「食事介助をする」に追加して、「食事の際の姿勢を工夫する」「食事の速度を調整する」ことを取り入れたいと思います。

コラム 誤嚥のリスク

今回の例では、「むせ」を取り上げましたが、このような場面では患者さんの安全を確保し、必要に応じて速やかに医師や看護師に報告し、適切な対応を取ることが求められます。特に高齢者は嚥下機能が低下していることが多く、誤嚥のリスクが高まるため、食事介助においては細心の注意を払う必要があります。

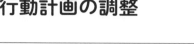

行動計画の調整

1 行動計画の調整 (初日)

① 報告の目的

◎ 実習初日に、1日の**スケジュールと目的を指導者**と共有し、アドバイスを受けることで、**充実した実習**にするためです。

② 報告のタイミング

◎ 朝の申し送りにて、患者さんの**夜勤帯の情報を聞いた後**に行います。

! ポイント

○ 時間ごとの予定を明確に、それぞれの目的や理由を簡潔に説明しましょう。

○ 患者さんの状態やニーズに基づいた行動計画を立てることが大切です。

○ 指導者のフィードバックやアドバイスに耳を傾け、必要に応じて行動計画を修正・調整しましょう。

_____号室の _____ さんを受け持たせていただく

自分の名前 _____ です。

本日の行動計画を発表します。

本日の実習目標は、

実習の目標 _____ です。

この目標を設定した理由は、

目標を設定
した理由 _____ だからです。

本日の行動計画は次のとおりです。

- ＿＿時に＿＿さんに_{計画1}＿＿＿＿＿＿＿＿＿＿を行います。

  _{目的}＿＿＿＿＿＿＿＿＿＿＿＿＿＿＿＿＿＿するためです。

- ＿＿時に_{目的}＿＿＿＿＿＿＿＿＿＿＿＿＿＿＿ため、

  _{計画2}＿＿＿＿＿＿＿＿＿＿＿＿＿＿＿＿します。

- ＿＿時に_{計画3}＿＿＿＿＿＿＿します。具体的には、

  _{目的}＿＿＿＿＿＿＿＿＿＿＿したいと考えています。

- ＿＿時にお昼休憩を取ります。

- 午後＿＿時に_{計画4}＿＿＿＿＿＿＿を見学します。

  _{目的}＿＿＿＿＿＿＿＿＿＿＿＿＿を観察します。

- ＿＿時の実習終了まで、_{計画5}＿＿＿＿＿を行います。

本日の行動計画は以上です。

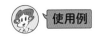

　610号室のAさんを受け持っているななえるです。
本日の行動計画を発表します。

　本日の実習目標として、「病棟オリエンテーションを通じて病棟の構造と患者さんの生活環境を理解する」ことを挙げました。

　この目標を設定した理由は、Aさんの生活環境である病室や、病棟の構造、設備を理解することで、安全で効果的な看護を提供することができるからです。

　本日の行動計画は次のとおりです。

・9時にAさんへのあいさつを行います。信頼関係を構築できるように、温かみのあるあいさつを心がけます。具体的には、柔らかな表情と穏やかな声のトーンに気をつけます。

・9時半に病棟オリエンテーションを受けます。病棟の構造とその機能、使用物品の位置などを学びます。

・11時にAさんとコミュニケーションをとります。特に、入院前の生活習慣、現在の心理状態、家族構成、趣味や関心事について情報を得てAさんの理解を深め、個別性の高い看護計画の立案に役立てます。

・12時から13時にお昼休憩を取ります。

・午後は、13時からリハビリテーションの予定が入っているので、同行させていただき見学します。リハビリテーション室でのAさんの動きや反応、リハビリテーションスタッフとのコミュニケーションの様子を観察し、リハビリテーションに対するAさんの気持ちやモチベーションを観察します。

・15時の実習終了まで、電子カルテから情報収集を行います。Aさんの全体像をより深く理解し、今後の看護計画に反映させます。

本日の行動計画は以上です。

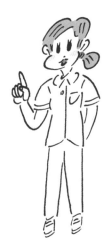

申し送りでは、夜勤帯で、自分の受持ち患者さんの状態に変化がないかよく確認しておきましょう

また、看護師間での報告に着目し、必要な情報がどのように、的確に伝えられているかを観察してみましょう。申し送りでは、医師をはじめとする様々な医療者が参加し、看護師とやり取りする場面もしばしば見られます。このような多職種との連携がどのように行われているのかにも注目し、実際の医療現場でのコミュニケーションの流れを学び取ることも大切です

2 　行動計画の調整（受持ち2日目）

①報告の目的

○ 1日のスケジュールと目的を指導者と共有し、アドバイス
を受けることで、**効果的なケアを実施**し、充実した実習に
するためです。

②報告のタイミング

○ 朝の申し送りで、自分の受持ち患者さんの**夜勤帯の情報を
聞いた後**に行います。

> **(!) ポイント**
>
> ○ 実習1、2日目は、患者さんがどのような援助を必要としているのかをアセスメントするための情報収集が必要です。患者さんの全体像を把握し、必要なケアを決定するために重要です。
>
> ○ 受持ち2日目以降は、前日の反省点や気づいたことを行動計画に反映させることが重要です。たとえば、環境整備の際にシーツが汚れていたり、床がぬれたりしていないか、バイタルサインや患者さんの様子に変化がないかなどを考慮して行動計画に反映しましょう。

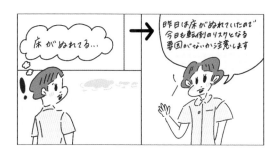

報告テンプレート

____号室の _____ さんを受け持っている

自分の名前 _____ です。

本日の行動計画を発表します。

本日の実習目標として、

実習の目標 _____ をあげました。

理由としては、

目標を設定
した理由 _____ だからです。

本日の行動計画は次のとおりです。

・＿＿時に＿＿さんに_{計画1}＿＿＿＿＿＿＿＿＿を行います。

_{目的}＿＿＿＿＿＿＿＿＿＿＿＿＿＿＿＿するためです。

・＿＿時に_{目的}＿＿＿＿＿＿＿＿＿＿＿＿ため、

_{計画2}＿＿＿＿＿＿＿＿＿＿＿＿＿＿します。

・＿＿時に_{計画3}＿＿＿＿＿＿＿します。具体的には、

_{目的}＿＿＿＿＿＿＿＿＿＿＿したいと考えています。

・＿＿時にお昼休憩を取ります。

・午後＿＿時に_{計画4}＿＿＿＿＿＿＿を見学します。

_{目的}＿＿＿＿＿＿＿＿＿＿＿を観察します。

・＿＿時の実習終了まで、_{計画5}＿＿＿＿を行います。

本日の行動計画は以上です。

610 号室の A さんを受け持っているななえるです。

本日の行動計画を発表します。

本日の実習目標として、コミュニケーションを介して情報収集をすることをあげました。

理由としては、A さんが必要とするケアを見いだすために、生活背景、健康状態、そして現在のニーズについて詳細な情報を収集しアセスメントを行うことが必要だからです。特に、昨日収集できなかった情報に重点を置きます。

本日の行動計画は次のとおりです。

・9 時に A さんへのあいさつと、環境整備を行います。清潔で安全な環境を維持することで、A さんの快適性を高め、感染リスクを減少させるためです。昨日は床がぬれていたので、転倒のリスクとなる要因がないかチェックします。

・10 時にバイタルサインを測定します。昨日は正常範囲内でしたが、高血圧の既往があるので血圧の変動に注意します。

・11 時に A さんとコミュニケーションをとります。昨日聞けなかった趣味や好きな活動に関する情報を収集し、A さんの好みや興味を取り入れて看護計画の立案に役立てます。

・12 時から 13 時にお昼休憩を取ります。

・午後 14 時に A さんの家族面会があるので、ご家族にもごあいさつし、A さんのサポート状況や家庭環境に関する情報を収集します。ご家族の視点から情報を得て、A さんの包括的なケアの実践に役立てます。

・15 時の実習終了まで、電子カルテから情報収集を行います。

本日の行動計画は以上です。

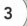

3 行動計画の調整（受持ち3日目以降）

①報告の目的

○ 1日のスケジュールと目的を指導者と共有し、アドバイスを受けることで、効果的なケアを実施し、充実した実習にするためです。

②報告のタイミング

○ 朝のナースステーションでの申し送りにて、患者さんの**夜勤帯の情報を看護師より聞いた後**に行います。

！ ポイント

○ ケアについて話す際は、ケアの目的や実施時の注意点も併せて伝えましょう。

○ 清拭やシャワー浴などの清潔ケアでは、どこまで介助するのかも伝えるとよいでしょう。患者さんの安全・安楽だけでなく、自立の促進や自尊心への配慮も考慮して、介助の程度を計画しておきましょう。

○ 見学をする際は、その見学を通して何を観察し、学びたいのかについても伝えましょう。

○ バイタルサインの測定では、「毎日同じ時間帯に測定することで、患者さんの状態を比較するため」など、バイタルサインの測定の回数やタイミングの理由を考えておくとよいでしょう。

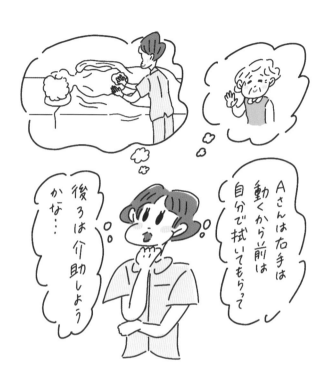

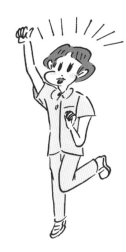

報告テンプレート

____号室の _____ さんを受け持っている

自分の名前 _____ です。

本日の行動計画を発表します。

本日の実習目標として、

実習の目標 _____ をあげました。

理由としては、

目標を設定
した理由 _____ だからです。

本日の行動計画は次のとおりです。

・＿＿時に＿＿さんに_{計画1}＿＿＿＿＿＿＿＿＿＿を行います。

　_{目的}＿＿＿＿＿＿＿＿＿＿＿＿＿＿＿＿＿するためです。

・＿＿時に_{目的}＿＿＿＿＿＿＿＿＿＿＿＿＿ため、

　_{計画2}＿＿＿＿＿＿＿＿＿＿＿＿＿＿＿＿します。

・＿＿時に_{計画3}＿＿＿＿＿＿します。具体的には、

　_{目的}＿＿＿＿＿＿＿＿＿＿したいと考えています。

・＿＿時にお昼休憩を取ります。

・午後＿＿時に_{計画4}＿＿＿＿＿＿を見学します。

　_{目的}＿＿＿＿＿＿＿＿＿＿＿＿を観察します。

・＿＿時の実習終了まで、_{計画5}＿＿＿を行います。

本日の行動計画は以上です。

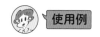

　610号室のAさんを受け持っているななえるです。

　本日の行動計画を発表します。

　本日の実習目標として、「安全かつ安楽に足浴を実施し、Aさんの下肢の清潔を保ち、爽快感を得られる」ことをあげました。

　理由としては、昨日Aさんの足に冷感があったため、足の血行を良くして冷えを軽減すること、また、Aさんが慣れない入院環境でストレスを感じているため、心身のリラックスにつなげるためです。

　本日の行動計画は次のとおりです。

・9時にAさんへのあいさつと、環境整備を行います。昨日の環境整備では、床のぬれもなく、Aさんの周りも整理整頓されており、転倒のリスク因子はありませんでした。今日も注意深く観察し、安全な環境を整えます。

・10時にバイタルサインを測定します。今日は足浴を実施するので、実施可能かどうか体調を観察します。また、高血圧の既往があり、温熱によって血圧が変動する可能性があるため、足浴前後の血圧の変化を確認します。

・10時半に足浴を実施します。ベッドサイドで、端座位になっていただきます。湯温を40℃前後に保ち、Aさんが快適に感じる温度を選択します。足浴中はAさんの表情や言葉を観察し、リラックスしているかを確認します。

・12時から13時にお昼休憩を取ります。

・13時半にAさんとコミュニケーションをとります。昨日は
自転車の話が楽しかったとおっしゃっていたので、昨日の
会話の続きをしながら、Aさんの疾患への受け止めや心理
状態について、情報を得ます。足浴の感想やその後の体調
についても確認します。

・14時に医師のICが行われるようなので、Aさん、受持ち看
護師、医師の許可が得られれば同席させていただきたいと
思います。医師の説明をAさんがどの程度理解しているか
を観察し、その後のケアに反映させます。また、医師の説
明に対するAさんの反応や質問も注意深く聞きます。

・15時の実習終了までカンファレンスの準備を行います。
本日の行動計画は以上です。

IC（インフォームドコンセント）
とは、患者さんや家族が病状や
治療について十分に理解し、医
療職や関係者と情報を共有し、
皆で医療の選択について合意す
るプロセスを指します

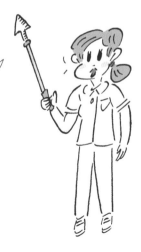

異常時の報告

① 報告の目的
◎ **異常の早期発見・早期対応**を行うためです。

② 報告のタイミング
◎ 患者さんの**状態が急変**した時 (発熱している、血圧が通常より極端に低い、反応がにぶい〔ぼーっとしている〕など)

◎ 患者さんから**異常や緊急の訴え**があった時

◎ バイタルサイン、排泄、食事摂取状況、創部やドレーン類からの出血などの**観察項目に異常**が認められた時

◎ 転倒のリスクや混乱状態など、患者さんの**安全に関する懸念**がある時

(!) ポイント

○ 異常時は、焦ってしまうものです。必ずしもテンプレートや順番を意識する必要はありません。何かがおかしい、いつもと様子が違うということだけ、看護師に報告しましょう。

報告テンプレート

_____号室の _____さんですが、

急ぎでご報告があります。

発見時刻 _____、

患者さんから _____の訴えが

ありました。

観察項目 _____が見られ、

アセスメント _____と

考えられます。

依頼内容 _____を

お願いしてもよろしいでしょうか。

使用例

610号室のAさんですが、急ぎでご報告があります。

14時のバイタルサイン測定時、左足の痛みの訴えがありました。血圧は156/84mmHg、脈拍は86回/分、呼吸数は31回/分、体温は36.5℃と、Aさんの平常時よりも高くなっています。これは、痛みの増強による交感神経系の興奮と考えられます。

鎮痛薬が欲しいとのことですが、前回の鎮痛薬使用が9時でした。Aさんの状態のご確認をお願いしてもよろしいでしょうか。

PART

3

報告について
もっと詳しくなる
Q&A

テンプレから一歩先へ進もう

学生

> 報告について、もっと詳しく知りたいです！

ななえる

> 報告は大切なスキルですが、経験が少ないうちは不安を感じますよね。よくある質問を取り上げながら、報告のコツをお伝えするQ&Aコーナーを用意しました

学生

> ぜひお願いします！ Q&Aを通して報告スキルを磨けたらうれしいです

ななえる

> 報告の際の言葉選びから、フィードバックの受け方まで、幅広く質問を取り上げていきますね。一緒に報告スキルを高めていきましょう！

よくある質問Q&A

Q1 忙しそうなスタッフにいつ話しかけたらいい？

A1 緊急時以外は業務の流れを考慮することが大切

患者さんの**異常を感じた場合は、すぐに相談**しましょう。しかし、そのほかの報告については、**話しかけるタイミングを見極める**ことも大切です。

看護師は点滴の準備や電子カルテの入力、早歩きで通り過ぎるなど忙しそうで、声をかけるタイミングが難しいこともあります。看護師の行動をよく観察し、以下のタイミングは避けましょう。

▽避けたほうがよいタイミング
・薬剤の準備をしている時
・ほかの医療者と情報共有している時
・ケアや処置を行っている時

このような場合は、看護師の状況を見極めつつ、相手の都合を確認してみましょう。

例〉「お忙しいところ申し訳ありません。○○の報告をしたいのですが、今、お時間よろしいでしょうか？」

　このように声をかけると、看護師も耳を傾けてくれることが多いです。

　また、「今は少し難しいですね。」と言われた場合は、「何時頃だとよろしいでしょうか？」と聞いてみるとよいでしょう。

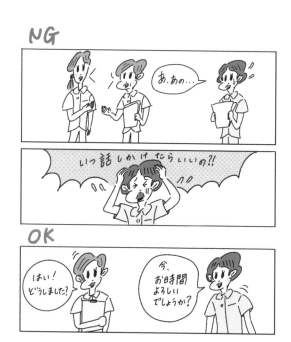

Q2 テンプレに当てはめられないとき、どうする？

A2 まずは「結論」から言おう

本書では、様々な報告法やテンプレートについてお話ししましたが、いざ報告の場面になると緊張してしまい、「何が言いたいの？」と言われてしまうことがあるかもしれません。

看護師は、看護学生からの報告の際、まず「結論」に関心をもっています。**ケアを無事に実施できたのか、患者さんの状態に変化がないか**などの部分に、最も関心があるのです。そのため、結論から伝えるだけで、最も重要なことを伝えられます。

以下の3ステップで、簡潔にまとまった報告ができます。

①報告する内容
例 「○○についてご報告させていただきます。」

②結論の報告

例

結果　　　：「○○の結果ですが、○○でした。」

完了　　　：「○○が問題なく完了しました。」

進捗　　　：「○○がうまく進んでおりません。」

悩み　　　：「○○について悩んでいます。」

相談の依頼：「○○についてご相談させていただきたいです。」

③今後の方針

例 「今後は○○の方針で進めていきたいと考えています。」

　その後、看護師が気になる点について質問されたら、その質問に答えることになります。

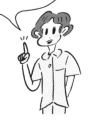

テンプレに当てはめられないときは…

① 報告する内容を言う

② 結論を言う

③ 今後の方針を言う

Q3 看護師からのアドバイスに対してどう報告すればいい？

A3 それを活かして学んだことや、患者さんのケアにどう活かせるかを報告しよう

　看護師からアドバイスを受けることは多いと思います。しかし、アドバイスを受けたら、それで終わりにしてしまっていませんか？ 実は、**アドバイスをもらった後の結果や経過を報告**することが大切なのです。たとえば、こんなふうに伝えてみましょう。

> 例 「昨日、○○について教えていただきありがとうございました。アドバイスをもとに勉強してみました。その内容を踏まえると、A（受持ち患者）さんは現在○○の状態にあると考えました。」

　このように、アドバイスを活かして学んだことや、それを患者さんのケアにどう活かせるかを報告することで、自分の学びや成長を実感することにもつながるでしょう。

Q4 上手な指示の受け方を教えてください

A4 メモを取り、確認はまとめて質問しよう。最後に復唱してバッチリ

実習中に指導者や受持ち看護師から指示を受けることは多いですよね。そこで、効果的な指示の受け方をまとめてみました。

①メモを取りながら聞く

要点だけでもいいので、**必ずメモを取る**ようにしましょう。特に、日時、場所、報告先などを明確にするとよいです。

②不明点は最後にまとめて質問する

指示の途中で話を遮って質問するのではなく、最後まで話を聞きましょう。メモを取りながら、**気になった点には「?」マーク**を付けておき、指示が終わった後に、まとめて質問するようにするとよいです。

③要点を最後に復唱する

日時や場所などの**重要な点を復唱**し、**認識に相違がないことを確認**してから取りかかりましょう。

① メモを取りながら聞く
② 不明点は最後にまとめて質問する
③ 要点を最後に復唱する

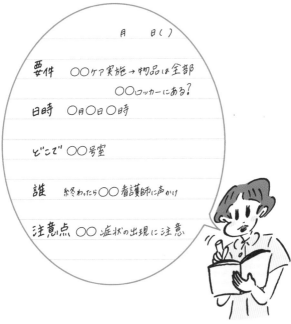

月　日（ ）

要件　〇〇ケア実施 → 物品は全部
　　　　　　〇〇ロッカーにある？

日時　〇月〇日〇時

どこで　〇〇号室

誰　終わったら〇〇看護師に声かけ

注意点　〇〇症状の出現に注意

99

好印象な言葉の選び方を
教えてほしい！

A5 相手の立場に立って、丁寧に
意欲的に！

　実習中は、患者さんや看護師、ほかの医療者ともコミュニケーションをとる機会が多くあります。その際、言葉の選び方に気をつけることで、相手に好印象を与えることができるでしょう。

①好印象を与える言葉選び

 NG例

「参考になります。」

 OK例

「大変勉強になりました。〇〇の点は気づきませんでした。」

　「参考になります。」は、「自分の考えの足しにする。」という意味合いがあり、目上の方に対しては失礼にあたることもあります。

NG例

「やったことないのでできません。」

 OK例

「まだやったことがないので、ぜひ見学させていただきたいです。」

　せっかくのチャンスなので、経験がないことも、学びたいという前向きな姿勢を示すことが大切です。

 NG例

「わかりません。」

 OK例

「○○の部分がわからないので、教えていただけますか？」

　わからないことがあれば、具体的に質問しましょう。どこまでが理解でき、どこからがわからないのかを伝えることで、さらに学ぶ意欲があることを示せます。

NG例

「もう一度教えてください。」

 OK例

「何度も教えていただいているのに、なかなかできず申し訳ありません。もう一度教えていただけますか？」

　一言付け加えるだけで、丁寧な印象を与えることができます。

 NG例

「それは違うと思います。」

 OK例

「ありがとうございます。〇〇の部分、私はこう思うのですが、いかがでしょうか？」

　意見が違う場合は、ストレートに指摘するのではなく、角の立たない言葉で表現しましょう。

NG例

「聞いていませんでした。」

 OK例

「確認のため、〇〇のところをもう一度お願いします。」

　聞き逃してしまったときも、このように伝えることで、嫌な感じを与えずに聞き返すことができます。

② クッション言葉で柔らかい印象に

　このほかにも、**クッション言葉**を活用することで、柔らかい印象になります。クッション言葉とは、本題の前に添える言葉で、単刀直入な物言いを和らげるために用いられます。相手に対する配慮を示すことで、円滑なコミュニケーションを図ることができます。

▽クッション言葉の例
・「お忙しいところすみません」
・「お時間のある時に」
・「お手数をおかけしますが」
・「もし可能であれば」
・「おうかがいしたいのですが」

Q6 指導者から質問されたとき、どう答えればいい？

A6 わからないときは正直に

　実習中に指導者から質問されると、どう答えればいいのか不安になりますよね。でも、**指導者からの質問は学ぶチャンス**です。質問に答えようとすることも大切ですが、わからないことは正直に伝える勇気も必要です。

①自分が答えられそうな質問

例〈「○○については、○○だと考えます。理由としては、○○だからです。」

　と、自信をもって答えましょう。

②知識がなくてよくわからない場合

例〈「申し訳ありません。わからないので調べてきます。」

　と、正直に伝えましょう。

③質問の意味がわからないとき

例〈「今の質問について○○まではわかったのですが、○○についてもう少し詳しく教えていただけますか？」

　と、質問をしてみましょう。

Q7 質問されやすいのはどんなこと？

A7 よく聞かれる内容をまとめました！

　報告のときに「指導者からつっこまれた」という表現をする看護学生さんもいますが、看護実習では、看護学生の**知識を深め、実践的なスキルを身につける**ために、看護師からより深い思考を求める質問がされることはよくあります。看護学生の皆さんが効果的に学び、指導者からの質問に自信をもって答えられるよう、よくある質問をまとめましたので参考にしてください。

①「あなたはどう思うの？」

　実習中、看護学生が「○○とはなんでしょうか？」と質問すると、「あなたはどう思うの？」と逆に聞かれて困ってしまうことがあります。看護師は、看護学生に自分で**考える力を養ってほしい**と思っているため、何かわからないことがあるときは、それを漠然と質問するのではなく、**自分の考えを伝える**ことが大切です。

　報告する前に自分の考えを明確にしておき、相談の前に患者さんのアセスメントやケアの方向性を準備しておきましょう。

例〈「自分は○○と考えたのですが、理解は間違っていないでしょうか？」

②「バイタルサインの測定をする根拠は？」

　バイタルサインの測定は看護の基本です。看護学生がその重要性を理解し、測定の目的や手順を把握しているかを確認するために尋ねられます。バイタルサインの測定をする際は、測定する**目的、手順、注意点などをしっかり説明**できるようにしておきましょう。

例〈「○時から実施予定の○○ケアが実施可能な体調かどうかを判断するために、バイタルサインの測定をします。」

③「何を見学するの？」

　「○○検査を見学します。」と話すと、「何を見学するの？」と聞かれることがあります。指導者は、看護学生が**目的意識をもって見学してほしい**と思っています。見学する際は、その経験から何を得たいのかを明確にしておくことが大切です。

例〈「○○検査室での看護師の役割を見学します。また、患者さんの検査への不安に対する援助方法を学びたいです。」

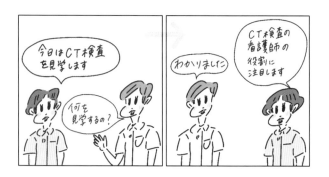

④「そのケアのポイントは？」

　看護の現場では、患者さん一人ひとりの状態やニーズに応じた個別性の高いケアが求められます。そのため、ケアを行う時には、実施するうえでのポイントを聞かれることがよくあります。患者さんに合わせたケアを実施するために、どのようなことに気をつけるかを答えましょう。

> 例 「リハビリテーションでは、患者さんの自立と可動域の維持・促進のため、できる限り患者さんの自力での実施を促します。」

⑤「自分でやってみてどうだった？」

　指導者がこの質問をする主な目的は、看護学生にケアの振り返りを通じて**自己評価の能力**を育て、今後のケアの質を高めることにあります。**うまくできなかったところ**だけでなく、**うまくできたところ**や、次回実施するときに向けて**どう改善したいか**なども答えられるとよいでしょう。

> 例 「○○の部分はうまくできましたが、○○ができませんでした。原因は○○だと考えています。次回は○○に気をつけて実施したいです。」

⑥「患者さんのところに行かないの？」

　これも実習中によく聞かれる質問の一つです。ナースステーションにいると、看護師からこのように声をかけられることがあります。そんなとき、どのように答えるのがよいでしょうか。いくつかのポイントをご紹介します。

▽予定を具体的に伝える
　次の訪室やケアの予定がある場合は、それを具体的に伝えるとよいでしょう。

> 例〈「○時頃に訪室したので、次は○時頃に○○のケアでおうかがいする予定です。」

▽事前準備をしていることを伝える
　急な処置やケアが入った場合、その準備をしていることを伝えましょう。

> 例〈「この後、○○処置が急に入りましたので、そのための事前調べをしております。」

▽そのまま行動する
　必要に応じてすぐに行動に移すのもよいでしょう。

> 例〈「ありがとうございます。今から患者さんのところへおうかがいしてみます！」

よく使う医療略語

A ライン：動脈ライン

ACLS：二次救命処置

ADL：日常生活動作

AF：心房細動

AMI：急性心筋梗塞

ASO：閉塞性動脈硬化症

BLS：一次救命処置

BP：血圧

BS：血糖

BT、KT：体温

CHF：うっ血性心不全

CI：脳梗塞

COPD：慢性閉塞性肺疾患

CPA：心肺停止

CPE：慢性肺気腫

CPR：心肺蘇生法

DC：除細動器

DIC：播種性血管内凝固症候群

DIV：点滴静脈内注射

DM：糖尿病

GERD：胃食道逆流症

HAV：A 型肝炎ウイルス

HBV：B 型肝炎ウイルス

HCV：C 型肝炎ウイルス

HD：血液透析

HOT：在宅酸素療法

HR：心拍数

HT：高血圧

IC：インフォームドコンセント

IM：筋肉内注射

IV：静脈内注射

LC：肝硬変

MCI：軽度認知障害

MI：心筋梗塞

OP：手術

P：脈拍

PM：ペースメーカー

PR：脈拍数

PVC：心室期外収縮

QOL：生活の質

R：呼吸

RR：呼吸数

SAH：クモ膜下出血

SAS：睡眠時無呼吸症候群

SC：皮下注射

TIA：一過性脳虚血発作

TPN、IVH：中心静脈栄養

V ライン：静脈ライン

VS：バイタルサイン

■著 ななえる
●看護師

ウェブサイト「看護過程ドットコム」を運営。看護学生のお役立ち情報のほか、かわいく見やすいノート術、頭に残る勉強術をSNSで発信し、フォロワー数は26万人を超える。著書に「ななえるの看護学生のための看護実習記録書き方BOOK」（日本文芸社）など。

監修 永野 光子
順天堂大学医療看護学部・先任准教授

看護基礎教育課程卒業後、臨床経験を経て大学院へ進学し、看護学の教員となる。臨地実習でグンと成長する学生さんに感動しながら、実習目標達成を目指す学生さんたちの支援に取り組んでいる。専門は看護教育学、基礎看護学。

ななえる流 看護学生のための実習報告スゴ楽テンプレ集
定価（本体900円＋税）

2024年6月28日　第1版第1刷発行

著者　ななえる°
監修　永野光子

発行人　亀井 淳
発行所　**株式会社 メヂカルフレンド社**

東京都千代田区九段北3丁目2番4号
〒102-0073　麹町郵便局私書箱第48号
電話 (03) 3264-6611　振替 00100-0-114708
https://www.medical-friend.jp

印刷・製本／シナノ書籍印刷（株）
107198-180